CONTRIBUTION A L'ÉTUDE

DES

ALTÉRATIONS SYPHILITIQUES

DES

VOIES LACRYMALES

PAR

Pierre LAREBIÈRE

DOCTEUR EN MÉDECINE DE LA FACULTÉ DE PARIS

PARIS

ALPHONSE DERENNE

52, Boulevard Saint-Michel, 52

1880

CONTRIBUTION A L'ÉTUDE

DES

ALTÉRATIONS SYPHILITIQUES

DES

VOIES LACRYMALES

PAR

Pierre LAREBIÉRE

DOCTEUR EN MÉDECINE DE LA FACULTÉ DE PARIS

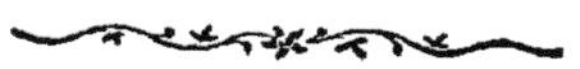

PARIS

ALPHONSE DERENNE

52, Boulevard Saint-Michel, 52

1880

A MON PÈRE

A MA MÉRE

A MES PARENTS

A MES AMIS

CONTRIBUTION A L'ÉTUDE

DES

ALTÉRATIONS SYPHILITIQUES DES VOIES LACRYMALES

INTRODUCTION

ET DIVISION DU SUJET

Un certain nombre de cas intéressants d'affections des voies lacrymales évoluant chez des malades entachés de syphilis, nous ont suggéré l'idée de traiter cette question dans notre thèse inaugurale. Nous ne nous proposons pas d'indiquer des moyens nouveaux et infaillibles propres à faire reconnaître ce genre de lésion, car, comme le dit le professeur Gosselin (1), l'impossibilité de voir ce qui se passe et l'absence de documents anatomiques nous empêche de savoir au juste quelles sont dans ces cas les lésions initiales. »

Notre but est plus modeste, nous désirons tout simplement attirer de nouveau l'attention sur un sujet encore gros de désiderata. Nous laissons à des observateurs plus auto-

1. *Cliniques chirurgicales de la Charité*, 1879.

Larebière   2

risés que nous, le soin de faire les nombreuses et patientes
recherches qui sont nécessaires pour combler les lacunes de
cette question de pathologie, intéressante au plus haut
point.

Nous analyserons succinctement les travaux des anciens
auteurs, relatifs au rôle que joue la syphilis dans la production des affections lacrymales ; quelques citations empruntées à leurs écrits nous permettront de juger cette
question.

Dans un second paragraphe nous développerons une statistique relative à la fréquence des affections du conduit lacrymo-nasal en général et aussi relative à leurs causes.

Les trois chapitres qui suivront seront destinés à passer
en revue l'influence que peut exercer la syphilis à l'une
quelconque de ses périodes, sur les altérations des conduits
lacrymaux dans tout leur parcours, à partir des points lacrymaux jusqu'à l'embouchure du canal nasal.

Nous indiquerons les symptômes et les signes diagnosti-
ques propres à faire reconnaître ces manifestations à cha-
cune des périodes de la maladie, et le traitement qu'il convient de leur opposer ; ces divers chapitres seront suivis de
l'exposé d'un certain nombre d'observations soit personnelles, soit prises dans les auteurs. Nous tirerons ensuite les
conclusions qui nous paraîtront découler de ce sujet.

Avant d'entrer dans les détails nous tenons à remercier
ici publiquement M. le Dr Galezowski, pour ses bonnes et
savantes leçons et pour les documents qu'il a bien voulu
nous fournir. Nous remercions également M. Peyrot qui
a bien voulu nous aider de ses conseils.

HISTORIQUE

Le professeur Serre (1) dans une de ses cliniques d'ophthalmologie s'exprimait ainsi : « On ne se persuade « pas assez combien le vice syphilitique influe sur la pro- « duction des fistules lacrymales ; il en est de cette « maladie comme de la plupart de celles du globe de l'œil. « Au premier abord on est naturellement porté à les « attribuer à une lésion physique, ou à une inflammation « pure et simple du conduit lacrymal, plus tard en y « regardant de près on finit souvent par s'apercevoir que « leur apparition et surtout leur durée et leur gravité se « lie à une cause interne et générale. »

Peu d'auteurs en effet ont signalé l'influence que la syphilis peut exercer, dans la production des tumeurs et des fistules lacrymales et dans les inflammations des canaux des larmes en général. Ce qu'on a écrit sur cette question est épars dans les livres. Ceux qui se sont occupés de la tumeur lacrymale ont bien noté la syphilis comme une des causes de cette affection, mais ils n'ont donné aucun détail à cet égard ; ils n'ont indiqué aucun des moyens propres à faire reconnaître la nature de ces tumeurs et surtout à les distinguer des autres pro- ductions morbides qu'on observe dans cette région.

Ainsi Boerhave (2) en parlant des tumeurs qui peuvent

1. Annales d'oculitisque.
2. Leçons sur les maladies des yeux, 1749.

se montrer sur l'os unguis ou l'apophyse montante du maxillaire supérieur et comprimer le sac lacrymal à la façon d'un polype s'exprime ainsi : « La même maladie arrive dans la vérole, savoir l'exostose de cet os qui produit la compression.

Saint-Yves (1), parlant des fistules lacrymales qui procèdent d'un levain écrouelleux et vénérien, dit qu'on ne peut les guérir qu'en détruisant le mauvais venin qui les entretient.

Il est intéressant de voir que Saint-Yves trace déjà la ligne de conduite qu'il conviendrait de suivre pour le traitement, un cas de ce genre étant donné.

Gardane (2) annonce qu'il y a des fistules lacrymales causées par la corruption vénérienne de l'os unguis.

Janin (3) mettant en pratique les idées théoriquement émises par ses devanciers, a obtenu un résultat satisfaisant comme on peut en juger par l'observation qu'il rapporte. « Il s'agit d'une dame qui à la suite d'une maladie vénérienne eut une exostose de l'apophyse du coronal, d'où résulta un flux de larmes habituel. La tumeur osseuse comprimait si fort le sac lacrymal que les points lacrymaux ne pouvaient plus transmettre dans leur réservoir le fluide qu'ils pompaient. Quoique la malade eût été traitée et guérie d'une gonorrhée compliquée de chancre, il y avait encore lieu de présumer que cette exostose avait pour principe un virus vérolique surtout d'après les douleurs lanci-

1. Nouveau traité des maladies des yeux, page 63.

2. Recherches pratiques sur les maladies vénériennes, page 8, Paris 1770.

3. Mém. et obs. anat. phys. et physiques sur l'œil. 1771.

nantes et momentanées qu'elle ressentait dans cette partie pendant la nuit, au point de lui causer souvent des insomnies.... 46 jours d'un traitement mercuriel en eurent raison sans récidives. »

Les auteurs que nous venons de citer ne rapportent dans leurs ouvrages que des cas de tumeurs ou fistules lacrymales déterminées par des affections osseuses de nature syphilitique. Ils ne semblent pas avoir remarqué les lésions que peut produire la syphilis à une période moins avancée de son évolution, soit la période secondaire. Il faut arriver à Fabre (1773) pour voir signaler des faits de cette nature. Nous reviendrons sur cette particularité dans le cours de ce travail.

Hunter (1) admet que la fistule lacrymale peut être produite par les maladies vénériennes.

Benjamin Bell (2) après avoir parlé des lésions que la maladie vénérienne peut déterminer dans l'œil et les paupières, signale le larmoiement comme pouvant exister chez certains vérolés de par leur syphilis.

Swediaur (3) et Venzel (4) rangent la vérole au nombre des causes capables de produire les fistules lacrymales.

Chélius (5) cite la carie comme pouvant donner lieu à la fistule lacrymale.

1. Traité des maladies vénériennes, chapitre IV, page 29, 1787.
2. Traité de la gonorrhée virulente et de la maladie vénérienne. Trad. de Bosquillon T. II page 199. Paris 1802.
3. Traité complet sur les maladies syphilitiques. Paris 1801.
4. Manuel de l'oculistique T. I. page 286.
5. Traité d'ophthalmologie T. II page 55.

Jourdan (1) dit que les fistules lacrymales produites par le virus vénérien ne sont pas rares et qu'elles exigent un traitement antisyphilitique.

Demours (1721), Boyer (1822), Vésigné (1824), Cloquet (1833), Velpeau (1838), Ricord (1838), Martin (1842), Lagneau père (1844), Roux (1845), Vidal (de Cassis) (1846), signalent tour à tour la syphilis comme pouvant amener du côté des voies lacrymales des désordres susceptibles de produire soit la tumeur, soit la fistule lacrymale et indiquent le traitement spécial qu'il convient d'opposer à ce genre de lésion.

En 1848 parut une note de Tavignot (2) dans laquelle l'auteur signale non-seulement les exostoses comme pouvant donner lieu à la production de la tumeur lacrymale mais encore il décrit les exostoses, indique certains signes au moyen desquels on peut les reconnaître et les distinguer des productions de même genre. Il expose en outre les indications thérapeutiques auxquelles elles peuvent donner lieu, indications qui sont remplies par un traitement antisyphilitique.

Ce mémoire jette donc la plus vive lumière sur l'histoire si peu connue jusqu'alors des tumeurs et des fistules lacrymales d'origine syphilitique ; mais il faut arriver à l'ouvrage de Lagneau fils (3) pour trouver une description à peu près complète sur ce sujet. Dans ce travail dont nous aurons souvent à parler, l'auteur signale et décrit les lé-

1. Diction. des sciences méd. art. Fistule T. XV page 607 — Paris 1816.

2. Journal des connaissances médic. chir. 1848.

3. Archives générales de méd., 5ᵘᵉ série 1857, Tom IX.

sions que peut provoquer la syphilis sur le conduit lacry-mo-nasal. Il cite à l'appui de ses développements un certain nombre d'observations soit personnelles, soit recueillies dans les auteurs.

Tel était l'état de la science en 1857 sur ce sujet. Depuis cette époque cette intéressante question des lésions syphylitiques des voies lacrymales n'a été l'objet d'aucun travail particulier. Les auteurs qui ont rencontré des cas de cette nature les ont signalés en les consignant dans leurs écrits ou dans les publications périodiques.

Ainsi nous voyons une observation de ce genre publiée par Bourgeois (1)

En 1870 M. le professeur Richet (2) eut à soigner une femme atteinte de nécrose de la branche montante du maxillaire supérieur et d'origine syphilitique.

La même année M. le professeur Gosselin (3) montrait à ses élèves une malade atteinte d'exostose du sac.

M. Richet (4) en signale un cas du même genre dans une de ses cliniques à l'Hôtel-Dieu.

En 1876, M. le Dr Galézowski (5), publie l'observation d'une malade atteinte de tumeur lacrymale produite par une exostose de la région du sac.

Plus récemment encore M. le professeur Panas (6) a

1. Presse méd. Belge 1863.
2. Richet. Thèse de Coqueret. Paris 1870.
3. Loc. Cit.
4. Gazette des Hôpitaux 1872.
5. Recueil d'ophthalmologie 1876.
6. Traité des affections de l'appareil lacrymal 1877.

$$-\ 12\ -$$

consacré quelques développements à la question des dacryocystites syphilitiques.

Il n'existe pas, du moins à notre connaissance, d'observations plus récentes et relatives à ce genre d'affections.

STATISTIQUE

Quelle est la fréquence des affections des voies lacrymales qui reconnaissent pour cause la syphilis à l'une quelconque de ses périodes ? En même temps que nous répondrons à cette question nous ne croyons pas inutile de consigner ici sommairement les résultats de nos recherches sur la fréquence relative des affections du conduit lacrymo-nasal en général ; recherches qui nous ont été singulièrement facilitées par les nombreux documents que M. Galezowski a eu la bonté de mettre à notre disposition.

Tous les auteurs s'accordent à reconnaître que le sexe féminin est tristement privilégié pour ce qui est de la fréquence des lésions des voies lacrymales. Ainsi d'après Fano et Subert (1), sur 47 malades observés 6 seulement appartenaient au sexe masculin. Badal (2) sur 161 cas compte 104 femmes et 61 hommes.

Nos recherches ont porté sur 534 cas, sur ce nombre considérable nous avons trouvé : Hommes 228, Femmes

1. Thèse de Paris 1863.
2. Etude sur l'étiologie des maladies des voies lacrymales (Bulletin et Mém. de la société de Biologie, Tom. XXIX 1877).

306. Notre statistique concorde donc parfaitement avec celles des autres observateurs, mais là où les opinions divergent c'est lorsqu'il s'agit d'établir la fréquence relative pour chacun des deux yeux.

D'après Vecker, Galezowski, Sichel, Gosselin, le côté gauche est plus souvent atteint que le côté droit et cela dans des proportions assez notables. Pourquoi cette fréquence à gauche, la vraie explication est encore à trouver.

Pour Badal au contraire les deux yeux seraient affectés aussi souvent l'un que l'autre. Voici du reste ce qu'il dit à ce sujet. « Contrairement à ce qui a été dit dans certains ouvrages classiques, je n'ai pas constaté que l'œil gauche fût atteint plus souvent que l'œil droit. » Et à l'appui de ces assertions il donne les chiffres suivants, sur 165 cas :

Œil droit. 59
Œil gauche. 57
Deux yeux. 49

« Il semble résulter que dans un tiers des cas les deux yeux sont atteints à la fois, les deux autres tiers se partagent assez également entre l'œil droit et l'œil gauche. »

Nous avons noté avec la dernière exactitude tous les cas que nous rapportons, aussi les chiffres suivants ne nous permettent pas de partager la manière de voir de M. Badal. En effet sur 534 cas d'affections des voies lacrymales depuis le simple catarrhe, jusqu'à l'obstruction complète de ces canaux, nous avons trouvé 267 fois l'affection du côté gauche, 176 fois du côté droit, et dans 91 cas les deux yeux étaient simultanément atteints.

Dans 240 cas les causes des affections du conduit lacry-mo-nasal, existant à divers degrés et ayant le larmoiement comme symptôme plus ou moins prononcé se décomposent comme il suit :

Conjonctivite aiguë.	9
Conjonctivite granuleuse. . . .	13
Blépharite ciliaire.	18
Syphilis.	17
(Dont 4 douteux).	
Puerpéralité.	15
Scrofule.	25
Coryza chronique.	8
Traumatismes divers	24
Fièvre typhoïde.	7
Variole.	6
Rougeole	7
Scarlatine.	2
Froid.	6
Extraction de dents	4
Suppression d'un flux habituel .	3
Erysipèle.	2
Névralgies faciales.	5
Orgéolet.	2
Hérédité.	25
Chagrins	5

L'exposé de ces chiffres nous dispense de toute expli-cation relativement à la fréquence des causes diverses. Nous ferons remarquer toutefois que les affections d'origine syphilitique ne sont pas très rares, puisque sur 240 cas elles ont été notées 17 fois.

En outre nous avons remarqué en parcourant les documents dont nous nous sommes servis que lorsque le larmoiement reconnaissait pour cause une névralgie faciale il était comme cette dernière intermittent. Il présentait même ce curieux caractère de commencer presque aussitôt après la disparition des douleurs pour disparaître au bout de peu de temps. Il nous semble qu'on peut établir un rapprochement entre ces faits et ceux dont parle Follin (1) quand il dit : « On rencontre quelquefois dans la pratique des épiphoras qui ne sont liés à aucune altération du sac lacrymal ni du canal nasal, mais qui se rattachent à des troubles fonctionnels des canaux lacrymaux eux-mêmes, un spasme par exemple ; cet épiphora s'observe surtout avec des intermittences chez les gens irritables et chez les femmes hystériques. »

Notre statistique montre en outre que la blépharite ciliaire ne joue pas un aussi grand rôle dans les obstructions des voies lacrymales que certains auteurs lui ont fait jouer, et en particulier Scarpa qui voyait dans cette affection la cause unique des obstructions de ces conduites.

DES ALTÉRATIONS DES VOIES LACRYMALES

CAUSÉES PAR LES ACCIDENTS PRIMITIFS DE LA SYPHILIS.

Ce point particulier d'une question générale a peu préoccupé les observateurs, aussi ne connaissons-nous aucun fait signalé dans les livres et relatif à l'influence que peut exercer le chancre dans la production, soit du rétrécissement, soit de l'oblitération complète de l'un des points

1. Archives générales de méd. 1864, page 311.

lacrymaux ou des deux à la fois ; car ce n'est guère qu'au point d'origine de ces conduits que cet accident peut avoir lieu.

On a bien noté les paupières comme pouvant être le siège du chancre syphilitique, et cela depuis longtemps, mais aucun observateur ne signale la localisation spéciale de cet accident sur les points lacrymaux ; car c'est la condition qu'il doit remplir pour mettre au cours des larmes un obstacle qu'il importe de ne pas négliger.

On conçoit sans peine que si le chancre est situé sur un point des paupières éloigné de l'origine des conduits lacrymaux, son influence ne sera que peu ou pas marquée. Qu'il siège au contraire sur un des points lacrymaux, et surtout sur l'inférieur, il constituera par sa présence un obstacle temporaire au cours des larmes.

Ce liquide ne cheminera que difficilement et incomplétement dans les canaux qu'il parcourt normalement. Sans doute le point lacrymal supérieur sera capable de suppléer dans une certaine mesure à l'insuffisance de son congénère, mais comme physiologiquement les larmes s'écoulent en plus grande quantité par le point lacrymal inférieur, celui-ci ne fonctionnant plus, il en résultera un larmoiement plus ou moins abondant.

Cet obstacle peut n'être pas de longue durée, la guérison peut être obtenue en peu de jours ; le chancre disparu tout rentre dans l'ordre. Mais les choses peuvent ne pas se passer toujours aussi simplement ; dans certains cas le chancre en se cicatrisant peut amener une rétraction du tissu d'où oblitération du point lacrymal.

Simple dans le premier cas le traitement dans cette dernière éventualité devient plus compliqué. Un traitement purement médical est impuissant à rétablir le cours naturel des larmes, il faut pour lever l'obstacle intervenir par la chirurgie et faire l'incision du point lacrymal. Il n'est pas impossible que le cathétérisme des voies lacrymales puisse, dans certaines conditions, servir de porte d'entrée au virus syphilitique. Nous n'avons aucun fait personnel ayant une semblable étiologie, qui nous permette d'affirmer une telle possibilité ; nous ne sachons par que les observateurs aient signalé des observations du même genre ; néanmoins, de même que les auristes ont noté des cas d'inoculation de la syphilis par des instruments ayant servi à l'examen otoscopique, de même le cathétérisme des voies lacrymales pourrait dans certains cas donner lieu à de semblables inoculations.

DES ALTÉRATIONS SYPHILITIQUES

DES VOIES LACRYMALES PENDANT LA PÉRIODE SECONDAIRE

Quelques observateurs ont cité la syphilis comme pouvant donner lieu dans sa période secondaire à des inflammations du côté de la muqueuse des voies lacrymales.

M. Lancereaux (1) dit en effet que les affections qui résultent d'une modification de la membrane muqueuse du sac ou des conduits lacrymaux apparaissent d'ordinaire dans la période exanthématique de la maladie, en même temps que l'érythème des muqueuses nasale et oculaire, mais on les voit encore venir à la période tertiaire.

1. *Traité de la syphilis.* 1874.

Galezowski (1) semble faire allusion à des cas de ce genre quand il dit : « Les manifestations syphilitiques atteindront primitivement la muqueuse et détermineront là une véritable dacryocystite syphilitique se traduisant par des ulcérations des brides cicatricielles et parfois par l'apparition d'une tumeur lacrymale.

Avant ces deux observateurs Boyer (2) avait-il l'intention de parler des accidents secondaires ou bien avait-il en vue les accidents tertiaires quand il écrivait : « Le diamètre du conduit nasal peut être rétréci ou presque entièrement fermé par l'*engorgement* et l'épaississement des membranes qui le forment ; cet engorgement est rarement l'effet d'une cause externe, mais le plus ordinairement il est la suite d'un vice général tel que la scrofule, le vice vénérien. »

Quel est le sens qu'il faut attribuer à ces paroles ? faut-i voir dans l'*engorgement des membranes* le développement d'un produit tertiaire, une gomme par exemple, ou bien faut-il y voir le gonflement et les ulcérations dont parle Galezowski ? Nous ne saurions nous prononcer à cet égard.

Ne pourrait-on pas interpréter dans le même sens ce passage dans lequel Fabre (3) signale la possibilité de l'apparition d'une tumeur lacrymale sous l'influence d'un *tubercule* développé sur le sac lacrymal ? Il est clair que si, tenant compte des divers noms sous lesquels on a décrit les plaques muqueuses dans les auteurs, tels que tuber-

1. *Traité des maladies des yeux*, Paris.

2. *Traité des maladies chirurgicales*. 3me éd. Tom V page 301. 1822.

3. Loc. cit.

cules plats, tubercules humides, tubercules muqueux, syphilides muqueuses, on peut voir dans le *tubercule* dont parle Fabre une manifestation des accidents secondaires.

M. le Professeur Panas (1) nous dit au contraire : « que pour admettre ainsi des dacryocystites syphilitiques correspondant aux accidents secondaires, il aurait fallu commencer par prouver qu'en pareil cas il n'existait pas de tuméfaction gommeuse dans le canal nasal, ce qui n'a pas été fait. » Et il cite à l'appui des cas de développement précoce des accidents tertiaires sur des individus chez lesquels les accidents primitifs n'avaient pas encore disparu.

M. le professeur Richet (2) semble émettre des doutes sur l'existence de la dacryocystite syphilitique secondaire quand il dit : « que la tumeur lacrymale ordinaire dépend de la muqueuse, et la tumeur lacrymale syphilitique provient des os ou du périoste.

Comme on le voit, la question des lésions syphilitiques de la période secondaire, primitivement développées sur la muqueuse des voies lacrymales, partage les observateurs en deux camps. Nous ne croyons pas qu'il soit possible de résoudre cette question, à cause de l'insuffisance des documents, aussi lorsque des faits de ce genre viendront à se vérifier ils nécessiteront autre chose qu'une simple assertion ; les véritables affections syphilitiques des voies lacrymales sont assez mal connues pour qu'on les étudie avec grand soin, quand elles se présenteront à l'observation.

Du reste comme le fait remarquer le professeur Panas : « Cette question de doctrine pourrait être tranchée par l'ex-

1. Loc. cit.
2. Loc. cit.

ploration à l'aide du cathéter : s'il s'agit en effet d'une gomme le stylet sera arrêté par la tumeur, tandis que s'il y a simple affection éruptive ou légèrement ulcéreuse de la muqueuse, l'instrument franchira le canal nasal sans trop de difficultés. »

Il existe un autre mode d'altérations syphilitiques des voies lacrymales, causées par les accidents secondaires, qui diffère essentiellement du précédent en ce sens que ces altérations ne sont que consécutives à d'autres lésions siégeant sur des muqueuses voisines, d'où elles se propagent au conduit lacrymo-nasal. Ce mode d'invasion est loin d'avoir été signalé par tous les auteurs, et ceux qui en ont parlé ne lui ont pas consacré tous les développements qu'il comporte.

Tout le monde sait en effet que les manifestations secondaires de la syphilis ne sont pas rares du côté des paupières ; ces faits ont été signalés depuis longtemps.

Benjamin Bell (1) nous dit en effet que le virus vénérien se fixe dans certains cas sur les paupières et particulièrement sur le bord cartilagineux........ J'ai plusieurs fois, ajoute-t-il plus loin, vu cette inflammation des paupières coïncider avec un autre symptôme dnot je ne crois pas qu'aucun auteur ait fait mention ; c'est l'écoulement des larmes sur la joue......... ce larmoiement est passager dans certains cas, et peut disparaître avec la cause qui le produit, mais d'autres fois il résiste à tous les remèdes, ce qui est dû, je pense, à ce que la maladie en vieillissant a complètement désorganisé les points lacrymaux.

1. Loc. cit.

Petit-Radel (1) arrive aux mêmes conclusions : « L'inflammation des paupières de cause syphilitique gagne souvent les points lacrymaux, les voies lacrymales, d'où s'en suit l'érosion des parois du conduit nasal et enfin la fistule ». Il est vrai que l'on peut voir dans cette citation, la description de lésions appartenant à la période tertiaire, auquel cas ces développements perdent beaucoup de leur valeur.

Pareille remarque peut être faite au sujet du passage suivant de Jourdan (2) : « La fistule lacrymale produite par le virus vénérien n'est pas rare. L'inflammation part quelquefois de la conjonctive, et se propage aux voies lacrymales, détermine l'engouement, le rétrécissement et même l'obstruction complète de ces conduits, en un mot tous les accidents capables de produire la fistule lacrymale. »

Plus récemment M. le Dr Galezowski (3) a publié l'observation d'une malade du service de M. Richet qui était atteinte de plaques muqueuses des paupières et chez laquelle les deux conduits lacrymaux étaient obstrués. M. Fournier (4) rapporte des cas dans lesquels des syphilides muqueuses développées au niveau du grand angle de l'œil, ont dévié, rétréci et même obstrué les points lacrymaux.

Fano (5) cite aussi la syphilis comme pouvant donner lieu à la période secondaire, à de l'inflammation du côté

1. *Loc. cit.*
2. *Loc. cit.*
3. Recueil d'ophthalmologie 1872.
4. Leçons sur la syphilis 1873. p. 581.
5. Patholog. ext. de Vidal (de Cassis).

des paupières, laquelle est ensuite susceptible de se propager aux voies lacrymales.

Les points lacrymaux ne sont pas la seule voie par laquelle l'inflammation puisse se propager, une autre porte lui est encore ouverte à l'embouchure du canal nasal. La muqueuse de Schencider peut être le siège des manifestations secondaires de la syphilis ; d'où elles peuvent envahir les canaux des larmes. Ces cas ne sont certes pas très-fréquents, il n'en est pas moins vrai qu'on en rencontre de temps en temps.

Nous avons vu à la consultation de M. le Dr J. Simon des enfants atteints de coryza syphilitique secondaire, coïncidant avec la présence de plaques muqueuses sur des régions voisines. Ces enfants étaient exposés, nous disait ce maître, à avoir une oblitération cicatricielle du canal nasal.

Nous pouvons donc affirmer que les affections syphilitiques secondaires développées primitivement sur une muqueuse voisine de celle des voies lacrymales, peuvent se propager à ces dernières. Il se passe ici ce que nous observons lorsqu'il existe une blépharite chronique donnant lieu à une obstruction des conduits des larmes ; ou un érysipèle du pharynx envahir la face après avoir passé par le canal nasal et les points lacrymaux ; tous ces phénomènes inflammatoires ont lieu par propagation.

Que l'inflammation spécifique ait atteint primitivement la muqueuse du conduit lacrymo-nasal, ou qu'elle y ait abouti par propagation, elle se comporte de même que sur les autres muqueuses.

Si la nature de cette affection est reconnue à temps (et cela est possible dans certains cas par l'examen des lésions concommitantes développées sur d'autres régions) on peut en enrayer la marche par un traitement qui ne diffère en rien de celui qu'on oppose aux manifestations secondaires de la syphilis en général. Si la maladie n'est pas trop avancée, si les désordres ne sont pas trop considérables, le traitement médical suffit pour obtenir une guérison complète, dans le cas contraire il est quelquefois indispensable de faire intervenir la chirurgie qui est seule capable de rétablir le cours naturel des larmes.

DES ALTÉRATIONS SYPHILITIQUES DES VOIES LACRYMALES PENDANT LA PÉRIODE TERTIAIRE.

S'il existe des divergences d'opinions, relativement aux complications syphilitiques du côté des voies lacrymales pendant la période secondaire, si ces complications ne sont pas admises par tous les auteurs ; il n'en est pas de même relativement aux accidents tertiaires. Tous ceux qui ont écrit sur la syphilis ont signalé les modifications que subissent les canaux des larmes sous l'influence de cette maladie arrivée à sa période tertiaire. C'est même à des cas de ce genre que se rapportent les descriptions que nous trouvons dans les livres. Un fait digne de remarque, c'est que parmi les accidents tertiaires, les altérations osseuses ont surtout été décrites. Dans les observations qui existent, nous n'avons trouvé que des détails relatifs aux exostoses, périostoses, à l'ostéite et à la carie syphilitique. Ainsi Boerhave, Saint-Yves, Gardane, Janin, etc. parlent tous de lésions osseuses siégeant sur divers points du squelette des voies lacrymales et pouvant interrompre le cours des larmes, dans certains cas même donner lieu à la production d'une tumeur, et d'une fistule lacrymale ensuite.

Dans les cas qui sont consignés dans leurs ouvrages, les exostoses siégeaient soit sur l'apophyse montante du maxillaire supérieur, soit sur l'os unguis, ou sur l'apophyse du coronal.

Les accidents tertiaires autres que les exostoses, et l'obstacle qu'ils peuvent apporter au cours des larmes n'ont pas été entrevus par les anciens observateurs, ou du moins leurs écrits n'en font pas mention. Les gommes syphilitiques développées dans la paroi du sac ou du canal nasal sont cependant capables non seulement de troubler le fonctionnement physiologique de ces conduits mais encore de les altérer. Le diagnostic de ces sortes de lésions n'est pas sans offrir certaines difficultés. Elles présentent cependant un ensemble de caractères qui permettent de les différencier des autres productions morbides de la même région. On peut, et on doit même s'aider pour ce diagnostic des commémoratifs suivis d'un traitement approprié.

Les observations suivantes vont nous servir à établir l'existence de ces lésions.

OBSERVATION I

Galézowski (inédite).

Mlle B... âgée de 54 ans demeurant à Paris vint me consulter le 27 juillet 1878 pour une grosseur située dans la région du sac lacrymal. Je pensai qu'il s'agissait d'une gomme syphilitque. La tumeur en effet n'était pas très douloureuse, d'une certaine consistance sans être cependant très dure, sans présenter surtout la dureté osseuse facile à percevoir dans cette région superficielle. Le cathétérisme, quoique un peu difficile, n'était pourtant pas impossible, et la sonde ne donnait la sensation d'aucune résistance osseuse siégeant dans le canal nasal. La malade avait eu en outre des maux de gorge pendant plus de deux mois et des éruptions sur les différentes parties du corps, éruptions dont on pouvait constater le passage par l'existence de certaines traces qui avaient persisté. La malade avait en outre perdu ses cheveux. Cette tumeur a disparu sous l'influence du traitement suivant. Frictions hydrargiriques sur la tumeur pendant un mois à l'intérieur iodure de potassium. Guérison complète au bout d'un mois de ce traitement. La malade a été revue dans le courant du mois de septembre et la guérison ne s'était pas démentie.

<h3 style="text-align:center">Observation II.</h3>

En 1831 une femme sexagénaire par suite d'une syphilis tertiaire négligée avait la plus grande partie du crâne et de la face recouverte de nombreuses tumeurs gommeuses dont les plus petites égalaient le volume d'une tête d'épingle et les plus grosses celui d'une petite noix. Le grand angle de l'œil droit était le siége d'une tumeur lacrymale incomplète et encore réductible, bien que difficilement. En vidant le sac lacrymal par la pression on reconnaissait à la partie inférieure de sa paroi postérieure une petite tumeur semblable aux autres, irrégulièrement arrondie et d'environ trois millimètres de diamètre. Sous l'influence du traitement antisyphilitique, une amélioration sensible s'en suivit. Toutes les tumeurs avait diminué de volume ; la plus petite, celle du sac lacrymal, avait presque complétement disparu, et la tumeur lacrymale s'était notablement affaissée, lorsque la malade au bout de six semaines de traitement, confiant le reste à la nature cessa de venir nous consulter (Sichel, *France médicale* 1828).

Le développement de ces tumeurs dans les parois du sac lacrymal parait donc démontré, mais elles peuvent occuper d'autres points des conduits des larmes, et siéger par exemple dans les parois du canal nasal, et la succession des symptômes n'est pas la même dans les deux cas. En effet, développée dans la paroi du sac lacrymal, et nous la supposons dans la paroi postérieure, une gomme syphilitique aura des tendances à faire saillie dans l'intérieur du sac, ne pouvant proéminer en arrière où se trouve un plan osseux. Mais comme le sac est susceptible de subir un mouvement d'expansion en avant, n'étant limité que par des parties molles et peu résistantes, sauf en un point où se trouve le tendon de l'orbiculaire, son calibre ne disparaîtra que lentement, et les larmes suivront leur cours normal, quoique plus difficilement, jusqu'au moment où l'oblitération sera complète, ce qui n'a eu lieu qu'au bout d'un certain temps.

Si au contraire la gomme siège dans la paroi du canal nasal, ne pouvant subir un accroissement que du côté où se trouve un espace vide, elle aura constamment de la tendance à proéminer vers la lumière du canal qu'elle aura bientôt effacé complètement.

L'obstruction sera d'autant plus rapide que les parois qui limitent ce conduit sont incompressibles, et que son calibre est plus petit. A ce moment les larmes s'accumuleront en amont de l'obstacle ; de là formation d'une tumeur et plus tard d'une fistule lacrymale à moins qu'on n'intervienne par un traitement opportun pour rétablir le cours naturel des larmes et prévenir ainsi de graves désordres.

Les ulcérations appartenant à la période tertiaire de la syphilis qui peuvent encore se manifester du côté des voies lacrymales ont une marche analogue aux ulcérations de même nature siégeant sur les autres muqueuses. Elles peuvent laisser après elles des brides cicatricielles qui apportent une difficulté plus ou moins grande à l'écoulement des larmes.

Ce court exposé permet de se faire une idée des phases possibles par lesquelles peuvent passer les lésions tertiaires autres que les exostoses et les dériostoses.

Une autre variété, et la plus fréquente, des lésions syphilitiques de la période tertiaire ayant pour résultat une modification dans le fonctionnement des canaux des larmes est représentée par les affections des os et du périoste qui existent rarement à l'exclusion l'une de l'autre. Lorsque le périoste est le siège d'une inflammation quelconque, le plan osseux sous-jacent n'est pas complètement indemne. Ces lésions osseuses n'altèrent pas directement les voies lacrymales membraneuses, ce n'est que consécutivement et par des phénomènes de compression.

On a ajouté peu de choses aux remarquables descriptions sur les exostoses, périastases, la carie, la nécrose des parois osseuses du conduit lacymo-nasal, que nous ont transmis Tavignot (1) d'abord et après lui Lagneau (2). Aussi dans les pages qui vont suivre aurons-nous à les prendre souvent pour guides, et à citer certains des développements qu'ils ont consacrés à cette question.

Quel est le siège des tumeurs osseuses ?

Les auteurs anciens nous ont parfaitement renseigné sur ce sujet. On conçoit du reste que tous les points du squelette des voies lacrymales puissent donner lieu au dévelop-

1. Loc. cit.
2. Loc. cit.

pement de semblables lésions : apophyse montante du maxillaire supérieur, unguis, apophyse du frontal. Mais la marche n'est pas la même lorsque l'exostose ou la périostose (car une pareille distinction n'est pas toujours très facile et n'a pas du reste une grande utilité pratique) siége au niveau du sac lacrymal ou sur le parcours du canal nasal. Que se passe-t-il en effet dans les deux cas ?

Si l'exostose existe au niveau du sac lacrymal la tumeur en se développant présente un relief de plus en plus accusé et tend à proéminer au dehors, mais dans ce mouvement d'expansion lente et progressive, elle rencontre la paroi postérieure du sac qu'elle refoule d'autant plus rapidement que l'accroissement est plus considérable. La paroi postérieure du sac étant refoulée en dehors, la capacité de celui-ci est diminuée d'abord, et finit par disparaître complètement la même pression agissant toujours. A ce moment les deux parois du sac sont accolées, celui-ci n'existe plus qu'à l'état de cavité virtuelle.

Le passage des larmes est dès lors complètement interrompu. A un degré encore plus avancé de l'affection, le sac fortement comprimé de dedans en dehors subit un mouvement de déplacement en bloc, la tumeur occupe la place qu'il occupait naguère. Il n'est pourtant pas nécessaire que la lésion soit aussi avancée dans son développement pour qu'il s'établisse une fistule lacrymale. Celle-ci a sa raison d'être dès le moment où le cours des larmes est interrompu c'est-à-dire lorsque la cavité du sac est complètement effacée.

Lorsque la tumeur osseuse siége sur un point du canal nasal, le gonflement tend à diminuer la lumière du conduit et plus tard à l'effacer complètement ; à ce moment impossibilité aux larmes de s'écouler, elles s'accumulent en haut de l'obstacle, la tumeur lacrymale se forme et se comporte dans son évolution ultérieure comme toutes les tumeurs lacrymales pour lesquelles on n'intervient pas à temps dans le but de rétablir le cours des larmes.

SYMPTOMES ET DIAGNOSTIC

Si nous analysons soigneusement les observations qui ont été rapportées par les auteurs, si nous dégageons nettement les signes qui leur ont permis de diagnostiquer, non-seulement les diverses altérations des voies lacrymales, mais encore la nature de ces altérations, nous arrivons à dire qu'il est possible dans un certain nombre de cas de décrire et de différencier les affections des conduits des larmes *a lue venerea* des autres affections du même genre. Voyons en effet la marche qui a été suivie pour arriver à ce résultat.

Les observateurs se sont d'abord appuyés sur les commémoratifs, puis ils ont cherché s'il n'existait pas chez leurs malades des lésions sur d'autres points que sur le conduit lacrymo-nasal, lorsqu'ils possédaient un certain nombre de probabilités, ils avaient recours à un traitement dont l'efficacité venait le plus souvent leur apporter une presque certitude sur le diagnostic. Examinons chacun de ces trois points.

1° *Commémoratifs*. — Il est évident que si tous les malades atteints d'affections des voies lacrymales, avaient présenté un cortège de symptômes aussi complet que celui qui fait le sujet de l'observation VIII, et si tous ces symptômes, disparus ou présents, étaient fidèlement rapportés par les malades, le diagnostic de ces affections n'offrirait pas de grandes difficultés. Mais dans la grande majorité des cas les choses ne se passent pas aussi simplement. A un interrogatoire le mieux dirigé les malades ne répondent que d'une façon tout à fait évasive ou trop peu catégorique, il n'est même pas rare de se trouver en présence d'individus qui opposent aux soupçons les plus fondés les dénégations les plus formelles. Dans certains cas ces dénégations opiniâtres auront pour but d'égarer le médecin par pure forfanterie, ailleurs ce sera un intérêt quelconque qui invitera les malades à garder le silence. Dans un autre ordre de faits c'est avec la meilleure foi du monde qu'ils répondront, tout en laissant planer sur leur état, qu'ils ne connaissent pas eux-mêmes, la plus grande incertitude. Le milieu social et les conditions dans lesquelles se fait l'examen des malades ont sur la valeur des commémoratifs la plus grande influence.

2° *Symptômes coexistants*. — Il est très-rare que l'affection lacrymale syphilitique existe seule ; le plus souvent en se livrant à des investigations patientes et prolongées, on parvient à découvrir sur d'autres parties du corps les traces de lésions reconnaissant elles-mêmes la même cause. Tantôt ce sera la carie avec perforation de la voûte palatine, comme dans le cas rapporté par Fabre (1) ; ailleurs ce seront des douleurs ostéocopes nocturnes. Il

____

1. *Loc. cit.*

ne sera pas rare de rencontrer des affections osseuses siégant sur d'autres points du corps (tibia, radius). Une éruption de gomme généralisée, mettra sur la voie du diagnostic, comme dans le cas rapporté à l'observation II. Il est une remarque importante à faire, suivant Lagneau, c'est que la coexistence de certains symptômes locaux a d'autant plus de valeur que ceux-ci se trouvent sur un point plus rapproché du conduit lacrymo-nasal. Il faut cependant reconnaître que, quelle que soit l'importance de ces symptômes fussent-ils très-rapprochés des voies lacrymales, elle n'est pas absolue car un individu syphilitique peut avoir ses voies lacrymales malades et en même temps une éruption de gommes sans qu'on soit autorisé d'y voir dans tous les cas un rapport de cause à effet, il peut y avoir simple coïncidence et rien autre chose.

On peut très-bien attribuer à une blépharite chronique ou à toute autre cause, un épiphora persistant chez un individu syphilitique ; sans parler des cas où il existe un épiphora sans la moindre lésion des conduits (Béraud).

Puisque tous les symptômes coexistants n'ont pas la même valeur quels sont ceux dont l'importance est la plus considérable ? « Parmi les symptômes locaux ayant une grande valeur diagnostique se trouve: 1° l'ulcération d'aspect syphilitique se montrant à l'orifice cutané de la fistule lacrymale; 2° l'exostose regardée comme le signe le plus important par Tavignot » (Lagneau). L'exostose a d'autant plus d'importance que lorsqu'il y a une lésion sans fistule c'est à peu près le seul symptôme apparent, et on sait que les tumeurs lacrymales sans fistule consécutive et par conséquent sans ulcération ne sont pas rares.

Quoi qu'il en soit, l'aspect ulcéreux de l'ouverture cutanée de la fistule n'a pas la même importance pour tout le monde. Tavignot ne cite même pas ce symptômes particulier.

Lagneau au contraire lui fait jouer un rôle considérable. C'est en tenant compte de cet aspect particulier de l'ouverture de la fistule qu'on a été conduit à faire le diagnostic dans le cas suivant :

Observation III

Une femme de 35 à 40 ans vint consulter Desportes pour un phlegmon érysipélateux de l'angle interne de l'œil droit et des parties circumvoisines. Cette lésion traitée pendant quelque temps par les antiphlogistiques, et les purgatifs finit par s'abcéder et donna naissance à une fistule lacrymale.

Plus tard, au moins 20 jours après la formation de cette fistule, son orifice externe prit l'apparence d'une ulcération syphilitique, à fond gris, à bords coupés à pic, de la largeur de l'ongle de l'index. La tête d'une épingle introduite par la fistule permit de reconnaître une pointe osseuse, provenant probablement de l'unguis faisant dans la cavité du sac, au-dessus de l'orifice supérieur du canal nasal, une saillie facile à circonscrire. Cette femme du reste n'avait aucune trace d'ozène.

L'aspect grisâtre de l'ulcération, son état stationnaire et l'insuffisance des traitements employés antérieurement, malgré les dénégations de la femme qui prétendait n'avoir jamais eu aucun accident syphilitique, engagèrent M. Desportes à prescrire la liqueur de Van-Swieten.

Les premiers jours l'amélioration fut très sensible et très rapide, cette marche se ralentit un peu dans la suite, mais se termina néanmoins par la guérison (obs. rapportée par Lagneau d'après Desportes).

Sans accorder à cette « *ulcération grisâtre et à état sta-tionnaire* » une importance exagérée nous devons cependant reconnaître que dans certains cas elle a une réelle valeur. C'est grâce à cette particularité et sans d'autres lésions coexistantes, sans antécédents avoués, que nous avons pu soupçonner la syphilis chez le malade de l'observation **XX** ; et nous avons cru nos soupçons fondés dès le moment où il nous a été permis de constater une amélioration dans l'état des voies lacrymales de ce malade, après un traitement antisyphilitique de peu de durée, alors que le traitement ordinaire, continué pendant des mois, n'avait abouti à aucun résultat. Ce cas peut, sur tous les points, être rapproché de celui de Desportes.

Si l'aspect ulcéreux de l'ouverture cutanée de la fistule n'a pas une valeur irréfutable, il n'en est pas de même de l'exostose située sur un des points du conduit lacrymo-nasal. C'est à ce symptôme que Tavignot fait jouer le rôle prépondérant pour établir un diagnostic, « et si ce symptôme le plus souvent n'est pas constaté, dit Lagneau, cela tient à deux causes : au siège profond de la tumeur ou à son absence ». Pour ce qui est de l'absence de l'exostose, et alors que d'un autre côté on est sûr qu'on a affaire à un accident tertiaire, nous aurions à rappeler ce que nous avons déjà dit à propos des ulcérations syphilitiques tertiaires se manifestant sur les conduits des larmes, ou à retracer l'histoire des gommes ; cet exposé nous entraînerait dans d'inutiles redites.

Lorsque les exostoses ou les périostoses existent et qu'elles ont pour siège la branche montante du maxilliaire supérieur, elles occupent un plan antérieur à celui du sac,

et sont par cela même facilement accessibles au palper ;
mais elles peuvent se développer sur l'apophyse du frontal
ou sur l'os unguis, dans ces cas on ne peut arriver jusqu'à
elles qu'à travers l'épaisseur du sac lacrymal ; supposons
que celui-ci, pour une cause ou pour une autre, soit plein
de liquide, le palper ne donnera alors qu'une fausse sensation, et pourra induire en erreur sur la nature de la lésion.
Mais si l'on a soin au préalable de vider le sac de son
contenu, on sent à travers ses parois accolées une tuméfaction dure, plus ou moins résistante, immobile, limitée ou
non à la région du sac. Il est donc possible de reconnaître à
tous ces caractères la tuméfaction osseuse sur des points autres
que le rebord orbitaire ainsi que le prétendait Demours (1).

Qu'il y ait exostose ou périostose, lorsqu'elle siége dans
l'intérieur du canal nasal ce n'est plus à la palpation qu'il
faut avoir recours mais au cathétérisme, qui, seul peut nous
fournir des renseignements utiles ; et quelque profondément
que soit située la tuméfaction il est possible grâce à ce
moyen d'en déterminer le siège. « Il n'est guère plus difficile,
dit Tavignot, de reconnaître l'hypérostose du canal nasal à
l'aide du cathétérisme qu'il ne l'était tout à l'heure de diagnostiquer par le palper la tuméfaction osseuse siégeant au
niveau du sac lacrymal ». Il faut cependant reconnaître que
dans certains cas le cathétérisme n'est pas sans offrir certaines difficultés.

Lorsque les commémoratifs et les symptômes exis-
tants ne peuvent permettre un diagnostic absolu, doit-
on pour cela se considérer comme impuissant à arriver

1. Précis historique et pratique des maladies des yeux. Paris 1821.
p. 212.

à une solution satisfaisante ; reste-t-il encore des moyens pour arriver au diagnostic et doit-on compter pour cela sur les effets d'un traitement antisyphilitique ? A toutes ces questions nous n'hésitons pas à répondre par l'affirmative. Sans doute l'efficacité du traitement n'a pas une valeur absolue, et n'y aurait-il que des cas où l'on voit la disparition spontanée des lésions coïncider avec l'administration de médicaments spécifiques, qu'on pourrait adresser à ce procédé de diagnostic des reproches fondés. A l'appui de cette manière de voir nous trouvons dans Lagneau le cas suivant : une dame nullement syphilitique après avoir eu une première tumeur lacrymale suivie de fistule la vit disparaître, pour revenir et disparaître de nouveau à plusieurs reprises, jusqu'à ce qu'enfin à la suite de quelques tentatives de cathétérisme, cette tumeur cessa de reparaître.

Il n'en est pas moins vrai que cette disparition spontanée n'est pas ordinaire, et les cas dans lesquels on la voit se produire sont beaucoup plus rares que ceux de tumeurs syphilitiques disparaissant sous l'influence d'un traitement approprié, chez des individus au sujet desquels on n'a du reste que des renseignements négatifs. Aussi dans un certain nombre des cas qu'il nous a été donné d'observer et alors que nous n'avions pu découvrir aucun signe révélateur, le traitement a été la seule pierre de touche. Nous avons pensé être autorisés à mettre sur le compte de la syphilis des lésions dont la cause nous échappait et qui ont parfaitement cédé à un traitement anti-syphilitique.

Chez les malades des observations X, XI, rapportées par Lagneau, le traitement est aussi venu confirmer le diagnostic ; car, nous dit cet observateur, il ne paraît pas y avoir eu de récidives, les malades étant restés en observation pendant longtemps.

Ne voyons-nous pas du reste tous les jours les praticiens les plus distingués surseoir à un diagnostic relativement à des lésions douteuses, jusqu'au moment où un traitement antisyphilitique a fait ses preuves.

De l'exposé symptomatique qui précède découle naturellement le diagnostic. Cependant pour qu'il soit permis d'en juger par un simple coup d'œil nous ne saurions mieux faire qu'en rapportant cet excellent passage de Tavignot (1). « Le symptôme qui caractérise le mieux la dacryocystite ordinaire est la présence d'une tumeur molasse, élastique, demi fluctuante, située vers l'angle interne de l'orbite et ordinairement placée au-dessous du tendon de l'orbiculaire, mais quelquefois aussi envoyant un prolongement au-dessus de lui.

« Lorsqu'on presse sur elle, cette tumeur se vide soit par les points lacrymaux, soit par le canal nasal, soit simultanément par ces deux voies, la tumeur vidée, on peut constater la régularité de la conformation de la région et les rapports normaux des saillies.

« Dans la tumeur lacrymale vénérienne, au contraire, la distension du sac ne constitue pas toute la difformité, le plus souvent on constate sur les parties latérales du nez, correspondant au sillon naso-facial et dans la direction du canal nasal, une tuméfaction dure et résistante à la pression, produite soit par une hypérostose ou une exostose, ce gonflement devient plus prononcé encore lorsqu'il s'étend jusqu'à l'apophyse montante du maxillaire supérieur. »

1. *Loc. cit.*

Relativement au diagnostic du siége particulier de la lésion sur la branche montante du maxillaire supérieur, M. Ricord (1) indique la vacillation des dents incisives supérieures, comme un signe certain des lésions syphilitiques de cet os. Nous pouvons dire avec la majorité des observateurs que cette vacillation n'est pas facile à percevoir, qu'elle peut exister dans des lésions autres que les lésions syphilitiques, et que dans ces dernières elle est loin d'exister toujours.

On doit aussi chercher à distinguer les affections syphilitiques des voies lacrymales de certaines tumeurs qui ont cette région pour siége ; nous voulons parler de l'*anchilops* ou tumeur superficielle n'ayant avec le sac que des rapports de contiguité, et l'*œgilops* qui n'est que l'anchilops ulcéré simulant assez bien une fistule, mais dont il est cependant facile de la distinguer.

La confusion serait-elle faite, le mal n'est pas grand car ces petites lésions sont au nombre des déterminations possibles de la syphilis (Venzel (2), Cloquet (3)).

PRONOSTIC ET TRAITEMENT

Les lésions syphilitiques des voies lacrymales n'ont aucune tendance à la guérison spontanée. Aussi lorsqu'elles sont méconnues dans leur nature et abandonnées à elles-

1. Lettres sur la syphilis, troisième édition. 1863.
2. *Manuel d'oculistique*, T. I, p. 286, 1808.
3. *Dictionn. de méd.* art. *Anchilops*, T. II, p. 540, 1833.

Larebière   4

mêmes ces lésions aboutissent rapidement aux désordres les plus graves. Il est donc de la plus haute importance d'établir un diagnostic précis et prompt. L'observation suivante va nous en fournir une preuve.

Observation IV

En juillet 18³0 une femme de 32 ans, cuisinière, est atteinte à l'œil gauche d'une dacryocystite phlegmoneuse, qui aboutit à une fistule. Admise dans un des hôpitaux de Paris en septembre elle est traitée par la méthode du séton dont elle se lasse au bout de trois semaines et elle quitte l'hôpital.

En octobre une inflammation suppurative frappe le sac lacrymal droit ; la malade entre à l'hôpital dans le service de Dupuytren en janvier 1831. Une canule est appliquée du côté gauche, on n'arrive à la placer qu'avec peine, les parois du conduit nasal opposant une grande résistance. Quelques indices ayant fait présumer une complication vénérienne, bien que la malade niât formellement le fait, on prescrivit un traitement antisyphilitique ; deux mois après, l'orifice fistuleux était fermé à l'œil droit qui n'avait été soumis à aucune espèce d'opération. Cette malade à sa sortie de l'hôpital était débarrassée de son mal à droite et paraissait l'être également à gauche (*Annales d'oculistique*).

Si dès le début on avait examiné soigneusement la malade, n'aurait-on pas évité les tentatives chirurgicales plus capables certainement de nuire que de soulager ?

On voit de quelle importance est le diagnostic, et combien il importe de ne pas méconnaître la syphilis dans les affections des voies lacrymales.

La chirurgie doit échouer le plus souvent contre elles.

Jamin n'opéra pas sa malade et obtint une guérison par les seuls mercuriaux.

Faut-il pour cela bannir complétement la chirurgie du traitement des affections syphilitiques des voies lacrymales ? Evidemment non, car les lésions spécifiques des parois osseuses peuvent, ou ne pas s'effacer complétement ou laisser après elles des reliquats inflammatoires qui persisteront, tant qu'un traitement purement médical, fût-il le mieux conduit, agira seul. Sont justiciables de la chirurgie : les exostoses volumineuses, les rétrécissements cicatriciels, qui résistent malheureusement trop souvent même à cette dernière méthode thérapeutique, témoin la malade du service de Gerdy. Il est probable qu'au début la maladie eût cédé à un traitement médical seul, plus tard la production osseuse a nécessité de nouveaux moyens (obs. IX). Aussi ce précepte de Tavignot (1) ne doit-il jamais être perdu de vue : « Dans les cas où le doute est possible il faut toujours avoir recours en premier lieu au mode de traitement qui offre le moins d'inconvénients et le plus d'avantages réels ; si la tumeur lacrymale coexistant avec des accidents vénériens n'est pas syphilitique on aura toujours le loisir de la traiter ultérieurement par les moyens ordinaires ; dans le cas contraire elle disparaît avec les autres symptômes et sous l'influence des mêmes agents thérapeutiques. »

Comme il s'agit ici d'un accident tertiaire, le traitement ne diffère pas de celui qu'on oppose en général à la syphilis arrivée à cette période de son évolution. Or, il est d'observation quotidienne, que l'iodure de potassium est le meilleur agent thérapeutique contre ces sortes d'accidents. Ce

1. Loc. cit.

médicament doit être continué à la dose croissante de 0,50 jusqu'à 2 gr. par jour pendant un mois et demi à deux mois ; si, passé cette époque les lésions persistent sans amélioration il est probable qu'on n'est pas en face de la diathèse syphilitique.

Cependant si les doses sus-indiquées étaient impuissantes à amener une amélioration et si on avait de graves soupçons sur l'existence de la syphilis, il ne faudrait pas hésiter à augmenter ces doses et rapidement dès le début. Le fait suivant est de nature à nous donner une idée de ce que peuvent de fortes doses d'iodure de potassium, là où les doses fractionnées ont échoué ; il nous a été communiqué par M. Galezovski.

Une dame de sa clientèle, protestait énergiquement chaque fois qu'on osait élever les plus légers soupçons soit sur ses antécédents propres soit sur ceux de sa famille. A l'âge de 75 ans elle vint consulter ce praticien distingué, pour un larmoiement qui la gênait considérablement. Il constata dans la région du sac lacrymal la présence d'un gonflement particulier. L'injection d'eau passait d'abord mais peu à peu l'obstruction devint complète. Le cathétérisme fut pratiqué un certain temps sans résultat. L'autre œil se prit de la même façon. Ne tenant plus aucun compte des dénégations obstinées de la malade, M. Galezowski administre l'iodure de potassium à la dose de 1 gr. par jour au début, puis 2 gr. sans résultat. Cette dose est continuée un certain temps, même état, puis portée jusqu'à 3 et 4 gr. par jour ; toujours état stationnaire, ce n'est qu'à la prise quotidienne de 6 gr. qu'on obtint une amélioration d'abord, puis une guérison complète.

Observations.

Les observations que nous publions sont en partie empruntées à Lagneau, d'autres nous sont personnelles, un certain nombre nous ont été communiquées par M. Galezowski.

Observation V

Epiphora causé par une exostose de l'apophyse du coronal

M. eut à la suite d'une maladie vénérienne une exostose de l'apophyse angulaire du coronal, compression du sac ; traité pour une gnorrhée compliquée de chancre, guérison.

Les douleurs lancinantes nocturnes firent supposer la syphilis. Traitement mercuriel, guérison au bout de 46 jours (Janin cité par Lagneau).

Observation VI.

Un homme ayant un ulcère de la voûte palatine avec carie, et perforation. — Double fistule lacrymale, — plusieurs tentatives chirurgicales, — vu par Petit qui soupçonne un vice vénérien, d'après certaines indications fournies par le malade. — Frictions mercurielles, — guérison des fistules (Fabre rapporté par Lagneau).

Observation VII.

Homme de 20 ans, ayant une tumeur à la joue, les paupières pendantes et la bouche renversée (Paralysie). Bierchen remarque une adénopathie et une ulcération du fond de la gorge. Fait part de ses soupçons au malade qui les confirme. Liqueur de Van-Swieten intus et extra; guérison de tous les accidents (In Lagneau).

OBSERVATION VIII

Prince 30 ans, — en 1830 chancre du gland (Injection, frictions mercurielles). — en 1832 uréthrite (Emollients), — en 1833 ulcère de l'impasse du prépuce (ung. mercur.). — en 1835 ulcère sur le corps du gland (ung. mercur.), — puis éruption, — en 1836 réapparition de l'éruption (Frict. mercur. Tis. salsepareille), — en 1838 céphalalgie nocturne (moxas derrière l'oreille droite, — en 1840 tumeur lacrymale à gauche avec élimination de débris osseux (2 mois d'hôpital. Tis. de Feltz; guérison), — fin 1840 réapparition des mêmes phénomènes, exostoses sur divers points (tis. sudorif. iod. de pot.). — 1841 réapparition des exostoses (ung. mercur. pil. Vallet), — 1848 douleurs ostéocopes générales, entre à l'hôpital (sp. antisyphilitique guérison complète), — (Bourguignon rapporté par Lagneau).

OBSERVATION IX

Jeune fille, 24 ans, soignée par Gerdy. — Affection des voies lacrymales, syphilitiques, à gauche. — Fistule. — A son entrée épiphora et induration au niveau du sac, — tentatives infructueuses de cathétérisme. — Perforation du sinus maxillaire. — (Rapportée par Lagneau d'après Gaz. Hebd. 21 mars 1856).

OBSERVATION X

M... affection syphilitique mal traitée, — tumeur lacrymale. — Le 1er mars 1829 nouvelle tumeur très-inflammatoire. — Traitement antisyphilitique. — 2 jours après ouverture spontanée de la tumeur lacrymale. — Rétablissement des voies naturelles. — Année suivante plaque muqueuses à l'anus et nouvelle fistule lacrymale double (Onguent napolitain) cicatrisation des fistules. — Traitement anti syphilitique (Lagneau).

OBSERVATION XI

M... syphilis mal traitée. — Affaiblissement de l'odorat, carie des os du nez, tumeur lacrymale gauche, élimination de séquestres, puis tumeur lacrymale droite. — Traitement antisyphilitique irrégulier, — 26 novembre 1836 amaurose intense (onguent napolitain et tis. sudorifique). Le 18 février 1837 la vue revient, amélioration progressive (Lagneau).

OBSERVATION XII

M... 40 ans. — Blennorrhagie, — exostose du tibia. — En 1840 plusieurs chancres, alopécie — traitement mercuriel. En 1847 proto-iodure de mercure et plus tard iod. de pot. — Tuméfaction de la paupière supérieure —. Le 12 juillet 1852, aspect érysipélateux de ces parties (antiphlogistiques). Le 27 août, tumeur lacrymale (liq. Van-Swieten) ; le 18 octobre tuméfaction disparue — 3 février 1853 guérison (Lagneau).

OBSERVATION XIII

Tumeur lacrymale syphilitique.

Mme P.... 32 ans, habituellement bien portante, vint me consulter au commencement de juillet 1872 pour son œil gauche qui était malade depuis deux ans environ, et larmoyait ; elle n'a jamais suivi aucun traitement.

Vers le premier juillet un gonflement lui survint du côté de l'angle interne de l'œil gauche et s'étendait aux paupières et à la joue.

Le 4. — Tumeur lacrymale, incision de la tumeur et excision de la paroi antérieure du sac, il s'écoule beaucoup de pus sanguinolent, cataplasmes de fécule.

Le 8. — Incision du point et du conduit lacrymal gauche inférieur; pendant trois semaines on passe simplement la sonde tous les jours par le point incisé.

A partir du 1er août on laisse la sonde à demeure pendant vingt-cinq minutes tous les jours.

Le 7 *août*. — Érysipèle de toute la joue. Cataplasmes émollients, eau de Sedlitz.

Le 8. — Badigeonnage de l'intérieur de sac avec la teinture d'iode, répété le 9. — Comme les bords de l'incision sont rouges et indurés et que la cicatrisation ne se fait pas on soupçonne une syphilis ancienne. Elle avoue en effet, mais des antécédents douteux, datant de seize ans et pour lesquels elle n'avait jamais été soignée. Mariée un an après elle a eu successivement deux fausses couches, et un enfant aujourd'hui de quatre ans qui se porte bien. Depuis deux ans elle a encore souffert de maux de gorge, douleurs ostéocopes, céphalée — On lui prescrit l'iodure de potassium et les pilules de Sédillot.

Le 10, la sonde passe bien mais le larmoiement persiste. — Les 11 et 12, badigeonnage, pas de mieux. Les bords de l'incision sont toujours rouges et indurés. Du 13 au 20 même état. Du 21 au 25 elle va un peu mieux. Le 26, la sonde passe facilement, iodure de potassium 3 gr. par jour. Le 30, nouveau badigeonnage, les bords de l'incision sont moins rouges, moins indurés. Du 2 au 6 septembre nouveau badigeonnage à la teinture d'iode, mieux. On ne fait rien jusqu'au 31 septembre; se plaint de larmoiement, en pressant on fait refluer le pus par les points lacrymaux, pourtant pas d'obstruction, la sonde passe. Le 15, la plaie extérieure est cicatrisée, quelques injections astringentes faites par les voies lacrymales arrêtent la suppuration, et nous constatons le 12 octobre la guérison complète. J'ai eu occasion de revoir la malade un an après et j'ai eu la satisfaction de constater que la guérison persistait.

(Galezowski, recueil d'ophthalmologie. 1870).

Observation XIV (Inédite, Galezowski).

Tumeur lacrymale droite avec périostite.

Mme G..., 54 ans, journalière à Paris, nie toute espèce d'antécédents syphilitiques, néanmoins elle avoue avoir eu il y a 15 ans environ des maux de gorge assez intenses et on retrouve encore aujourd'hui des traces d'angine très-caractérisée.

Il y a un an elle fut prise de larmoiement de l'œil droit, les larmes coulaient le long de la joue. En même temps la région du sac lacrymal devint rouge, tendue et douloureuse à la moindre pression. Cette inflammation en passant par des alternatives de mieux et de pire, a persisté un certain temps mais la malade remarquait qu'à chaque recrudescence correspondait une augmentation dans l'intensité du larmoiement.

Après avoir subi divers traitements sans résultat, cette dame se présenta à la clinique du Dr Galezowski le 12 novembre 1879.

État actuel. — La région du sac lacrymal droit est rouge et le point lacrymal largement dilaté, et donne issue quand on presse sur le sac lacrymal à un peu de pus, on perçoit aussi une légère tuméfaction. Une périostite a été diagnostiquée. On pratique l'incision du canalicule, la soude pas se sans trop de difficultés. Traitement général par l'iodure de potassium, frictions locales avec la pommade mercurielle.

Le 1er *décembre.* — On pratique le 3me cathétérisme. La région du sac est bien moins rouge et peu douloureuse ; le larmoiement est presque nul. Le 11 décembre 1879 la malade se considère comme guérie.

Observation XV (Inédite, Galezowski).

Mlle J., 40 ans, lingère, n'a jamais eu à se plaindre de ses yeux. La vue était bonne, ses voies lacrymales fonctionnaient très-bien. Il y a 10 ans elle contracte la syphilis, puis un peu plus tard roséole, chute des cheveux, ulcération des muqueuses laryngée et pharyngienne ; à ce moment pilules hydrargyriques et iodure de potassium ; tous les accidents se sont amendés assez rapidement, elle a néanmoins continué jusqu'à ce jour avec des intermittences l'usage de l'iodure potassique.

Il y a trois ans environ, sans aucun signe précurseur, tension des paupières avec irritation des conjonctives, son œil gauche commence à larmoyer. Ce larmoiement devient rapidement très intense, à tel point que les larmes inondent toute la joue correspondante. Tout travail devient impossible avec une pareille infirmité et la malade vient réclamer les soins de M. A.... L'incision du canalicule inférieur est pratiquée, on fait à plusieurs reprises le cathétérisme ; sous l'influence de ce traitement amélioration sensible ; la malade cesse de se faire traiter, puis son larmoiement revient de plus belle, mais avec moins de régularité. La malade avait remarqué que sous l'influence de l'iodure de potassium le larmoiement diminuait pour reparaître plus intense, lorsqu'elle cessait de prendre ce médicament, aujourd'hui elle désire être débarrassée complètement et vient nous consulter.

Le canalicule de la paupière inférieure gauche est largement incisé ; l'injection faite dans le canal ne passe qu'en partie ; l'introduction de la sonde éprouve une légère résistance après avoir franchi le sac, pas de périostite dans cette région.

Sirop de Gibert à l'intérieur, et frictions sur la région du sac avec la pommade mercurielle, on pratiquera toutes les semaines le cathétérisme du canal avec une sonde. Guérison après deux mois de ce traitement.

Observation XVI (Inédite — Galezowski).

Mme A., âgée de trente ans, demeurant à Paris, est venue me consulter le 28 août 1876 pour une tumeur lacrymale droite enflammée et suppurée avec conjonctivite. Cette affection durait déjà depuis trois ans et s'était développée à la suite d'un eczema qu'elle a eu sur tout le corps en 1870. Elle est mariée et n'a fait qu'une fausse couche, jamais d'enfants, elle nie toute espèce d'antécédents syphilitiques.

La tumeur lacrymale était très enflammée, j'ai dû d'abord y pratiquer une incision, le point lacrymal inférieur a été ouvert, mais rien n'y faisait, elle souffrait toujours beaucoup et l'inflammation ne faisait qu'augmenter. C'est alors, 18 septembre, que j'ai jugé nécessaire de faire prendre à la malade l'iodure de potassium. A partir de ce moment le mieux s'est déclaré et déjà le 12 novembre la guérison était complète, la plaie s'est cicatrisée, le gonflement a disparu ainsi que le larmoiement.

OBSERVATION XVII (Inédite. — Galezowski).

Périostose gauche de la région du sac.

H. B., âgée de 29 ans, est venue me consulter le 12 août 1878. Elle était atteinte d'une périostose dans la région du sac lacrymal du côté gauche, le sac était atteint lui-même de fistule ouverte du côté des fosses nasales et de catarrhe. La malade a perdu ses cheveux il y a 18 mois, adénopathie cervicale, soupçons de syphilis. Traitement suivant : frictions mercurielles et iodure de potassium. Le 23 août amélioration, la tumeur diminue. Le 2 octobre, guérison.

OBSERVATION XVIII (inédite, Galezowski)

Mademoiselle D..... âgée de 29 ans, vint me consulter le 8 avril 1880. Depuis un an son œil droit pleurait, mais ce larmoiement avait diminué sous l'influence d'un collyre, dont elle ne connaît pas la composition, lorsque pendant les grands froids de l'hiver dernier le larmoiement a reparu et le mal s'est déclaré plus intense. En examinant cette malade, j'ai pu constater l'existence dans toute l'étendue du sac lacrymal droit d'une saillie semblable à celle que présente la tumeur lacrymale, dont elle différait cependant par certains caractères importants. En effet, elle était dure, résistante, très-peu mobile ; la pression exercée sur cette tumeur ne faisait rien sortir par les points lacrymaux ni par le nez, on provoquait en même temps un peu de douleur. La malade disait en outre être incommodée par des névralgies siégeant principalement du côté droit de la tête. En présence de tout cet ensemble symptomatique le diagnostic a été ainsi formulé : gomme syphilitique avec périostose. Une injection d'eau pratiquée par le point lacrymal inférieur n'a pas passé ; j'ai pratiqué l'incision de ce point et du conduit correspondant suivie du cathétérisme.

Interrogée au point de vue de ses antécédents, la malade raconte qu'en 1877 elle a eu un mal de gorge qui a duré un mois ; elle s'est aperçue aussi qu'elle perdait ses cheveux à tel point qu'elle a dû les couper. Elle n'a suivi aucun traitement.

Je lui ai prescrit de 1 à 2 grammes par jour d'iodure de potassium, je lui ai conseillé de faire sur sa tumeur des frictions mercurielles. Au bout de peu de temps la tuméfaction a disparu et le larmoiement en même temps. Nous avons revu cette malade en novembre 1880, la guérison ne s'était pas encore démentie.

Observation XIX (inédite. Galezowski).

Kératite interstitielle gauche circonscrite. — Syphilis très ancienne. — Traitement mercuriel. — Guérison. — Catarrhe du sac lacrymal chez deux jeunes filles.

M. W..., âgé de 39 ans, marié et père de deux enfants, fut atteint en juin 1880 d'une kératite interstitielle circonscrite de l'œil gauche, pour laquelle il a reçu les soins d'un oculiste de Paris jusqu'au mois d'octobre dernier. Pendant ce long espace de temps et sous l'influence de soins assidus, le malade ne voyait aucune amélioration survenir dans son état. La vue baissait de plus en plus, l'œil était devenu rouge à mesure que la tache augmentait et gagnait le centre de la cornée, et tendait même à le dépasser. Inquiet d'un tel état de choses et croyant le traitement insuffisant il s'adressa à M. le Dr Galezowski le 22 octobre 1880.

État actuel. — Au centre de la cornée trois taches blanc-grisâtre avec infiltration interstitielle sans ulcération. L'examen ophthalmoscopique n'a fait découvrir aucune lésion des membranes profondes de l'œil. Photophobie modérée, larmoiement et injections périkératique assez intense.

L'existence de la kératite interstitielle développée à un âge aussi avancé et chez un individu qui n'avait aucun des attributs ni de la scrofule ni autres, devait faire penser à l'existence d'une syphilis constitutionnelle. Interrogé à ce point de vue le malade a avoué qu'il avait eu à l'âge de 21 ans un chancre et que peu de temps après il avait vu se manifester les accidents secondaires. A partir de ce moment il avait suivi un traitement méthodique sous l'influence duquel tout avait disparu. Depuis lors n'ayant jamais rien éprouvé, il se croyait débarrassé à tout jamais de sa syphilis. M. le Dr Galezowski voyant une relation évidente entre sa kératite et la syphilis a soumis immédiatement le malade au traitement général par les frictions avec la pommade mercurielle à la dose de 4 grammes par jour et des bains de vapeur.

Dès le 17 novembre, ou vingt-six jours après le début de ce traitement, il s'est déclaré une salivation des plus intenses, qui a nécessité la suspension du traitement et l'usage du chlorate de potasse. La salivation a duré douze jours mais déjà à ce moment on pouvait constater une amélioration notable. A son retour d'un voyage de Hollande M. W... se présenta à la consultation où l'on put constater une guérison complète.

Le même jour 1er décembre il amena ses deux filles qui étaient atteintes d'un larmoiement du côté gauche assez intense ; il faisait remonter le début de cette affection à une époque assez éloignée. L'aînée, âgée de 11 ans, a été soignée par la méthode de Bowmann pendant longtemps et il reste encore un catarrhe du sac assez prononcé. La cadette, âgée de 9 ans, a une obstruction complète du canalicule lacrymal inférieur, il n'a pas été possible de constater le passage de la plus petite quantité de liquide injecté. L'incision du point lacrymal suivie du cathétérisme fut faite le jour même. On prescrivit en même temps aux deux enfants le sirop d'iodure de potassium. Après dix-sept jours de ce traitement le catarrhe avait disparu chez l'aînée, et le cours naturel des larmes était rétabli chez la cadette.

OBSERVATION XX (Personnelle).

Fistule lacrymale ulcérée.

Le nommé Jules A... se présente à la consultation de M. le D^r Ga-lezowski pour une affection des voies lacrymales. Sans préciser au juste le début de sa maladie, ce malade prétend que ses yeux ont com-mencé à larmoyer vers le milieu de l'année 1878 ; mais il ne s'en inquiétait pas et il n'a suivi aucun traitement jusqu'au 25 jan-vier 1880, époque à laquelle il est entré à la Charité dans le service de M. le professeur Trélat où le diagnostic a été : *fistule lacrymale*. Le traitement a consisté uniquement dans le cathétérisme par la méthode de Bowmaon. Au bout de quatre mois de ce traitement, c'est-à-dire vers la fin du mois de juin, le malade croyant reconnaître que son état s'était amélioré, et aussi sous l'influence de l'ennui que lui causait un séjour aussi prolongé à l'hôpital, a demandé sa sortie. Il a continué, au dehors, à introduire lui-même dans son canal nasal la sonde n° 6 de Bowmann pendant trois mois c'est-à-dire jusqu'au mois de septembre. A dater de ce jour il a abandonné tout traitement jus-qu'au 24 novembre 1880 où nous l'avons vu pour la première fois. M. Galezowski a diagnostiqué *une fistule lacrymale gauche avec ulcération de son orifice cutané.*

Frappé par l'aspect particulier de cette ulcération nous avons re-cherché immédiatement s'il n'y avait pas dans les antécédents de ce malade quelque accident suspect. Nous n'avons pu rien découvrir si ce n'est qu'il reconnaît avoir fréquenté des femmes d'une propreté dou-teuse.

État actuel. — Nous remarquons dans l'angle interne de l'œil gauche et dirigée à peu près suivant l'axe du canal nasal une ulcération à bords assez réguliers, taillés à pic, profondément excavée et sa-nieuse. On aperçoit dans le fond un point blanc grisâtre formé par du muco-pus. Par cette ulcération s'échappent les larmes que le malade doit essuyer à chaque instant. Il ressent dans cette région des douleurs lancinantes.

Étant donné l'aspect de cette ulcération, et malgré les résultats négatifs de l'examen général, le malade a été soumis à un traitement général par l'iodure de potassium, et à un traitement local par l'onguent mercuriel.

Cette médication a été suivie par le malade depuis le 24 novembre, jusqu'au 8 décembre. A cette dernière date nous l'avons revu et nous avons constaté la disparition de la douleur dont le malade se plaignait. L'ulcération est à peu près cicatrisée, il n'existe qu'une rougeur légère des téguments. L'œil ne pleure plus ou très peu, le malade reconnaît lui-même ne s'être jamais aussi bien trouvé malgré les traitements antérieurs. Il continue le même traitement. Le 18 décembre il se con-sidère comme guéri.

OBSERVATION XXI (Personnelle)

Fistule lacrymale gauche ulcérée.

B..., 34 ans, voyageur, a eu un chancre en 1876 ; il a été soumis à un traitement si énergique que ses dents ont disparu en grande partie, d'où la nécessité de suspendre toute médication pendant un certain temps.

Il s'est aperçu en février 1879 qu'une grosseur se développait vers l'angle interne de l'œil gauche. Cette tumeur a persisté un certain temps sans être très douloureuse, puis les douleurs ont augmenté peu à peu, jusqu'au moment où la tumeur s'est ouverte laissant écouler une certaine quantité de pus. L'ouverture a fini par se cicatriser et tout est rentré dans l'ordre. Pendant l'évolution de sa fistule le ma-lade prenait des bains de sublimé, et à l'intérieur de l'iodure de potassium ; mais sa profession l'obligeait à interrompre souvent ce traitement qu'on pouvait dès lors considérer comme insuffisant.

Actuellement, ce qui frappe le plus dans l'état de ce malade et ce pourquoi il se présente à la consultation c'est une ulcération ayant pour siège la région du sac lacrymal. La peau est un peu rouge à cet endroit ; cette ulcération est peu étendue, à bords assez réguliers, taillés à pic. Nous avons cru percevoir au niveau de ses bords une légère induration ; son fond est grisâtre et elle répond à l'orifice externe de l'ancienne fistule qui s'est réouverte il y a peu de jours. Le diagnostic a été : *Fistule lacrymale syphilitique, deux attaques.* En examinant la peau du visage de ce malade on est frappé de l'état rugueux et irrégulier qu'elle présente, on reconnaît facilement dans cet état les traces de syphilides disparues.

Le traitement suivant a été institué. Frictions locales avec la pommade mercurielle et prendre à l'intérieur de l'iodure de potassium. On conseille en même temps à ce malade de suivre, le plus exactement possible, cette médication pendant un mois.

Cet homme a été vu le 13 décembre 1880, il partait pour le Brésil le lendemain, de sorte que son observation n'a pu être complétée. Mais nous ne doutons pas que la médication conseillée n'ait produit des résultats aussi favorables que chez le malade de l'observation XX.

RÉFLEXIONS. — Ces deux observations offrent plusieurs points de ressemblance. Dans les deux cas il existe une fistule lacrymale, l'orifice externe de ces deux fistules offre à peu près les mêmes caractères, mais elles diffèrent sur ce point que dans un cas les antécédents ont été négatifs et que dans l'autre la syphilis est manifeste. On peut établir en outre un rapprochement entre ces deux observations et ces deux autres XIII et III. C'est l'aspect particulier de l'orifice externe de la fistule qui dans tous ces cas a fait soupçonner la syphilis.

Observation XXII (personnelle)

M. C..., âgé de 58 ans, s'est présenté à la consultation de M. le Dr Galezowski, il y a environ 15 mois, il se plaignait d'un larmoiement dont il faisait remonter le début à 2 ans ; il n'avait suivi aucun traitement. Aux questions qui lui sont adressées relativement à ses antécédents, il répond négativement. Il reconnaît cependant que deux ans avant le début de son larmoiement, il était tourmenté par des maux de tête, qui existaient avec intermittence, mais généralement plus intenses le soir.

Il raconte en outre que vers l'époque où il souffrait de ses maux de tête, il a eu une éruption sur tout le corps, qui a été considérée comme constituée par de l'eczéma par son entourage, le malade n'en étant nullement incommodé ne s'en est pas préoccupé. Ce malade avait en outre remarqué qu'il avait des grosseurs à la partie postérieure de la nuque qui n'étaient pas douloureuses et qui diminuèrent de volume sous l'influence d'un traitement dont il n'a pas gardé le souvenir. Actuellement cette adénopathie existe. Muni de tels antécédents, il s'est présenté il y a 15 mois à la consultation de M. le Dr Galezowski, qui a incisé une tumeur lacrymale, incision suivie du cathétérisme, ce traitement continué pendant quelque mois restait complètement impuissant. En présence de cette ténacité des lésions et s'appuyant sur les commémoratifs du malade, on fit prendre au malade de l'iodure de potassium ; le cathétérisme dès lors devenait de plus en plus facile, huit mois de ce traitement ont suffi pour rendre aux canaux des larmes leur fonctionnement normal.

Observation XXIII (Personnelle)

Gomme syphilitique de la région du sac lacrymal.

Auguste F., cordonnier, 28 ans, non marié, a eu il y a un mois un chancre du prépuce. Il a opposé à cet accident un traitement qu'il ne sait pas préciser, et des soins de propreté. Aucun autre accident ne s'était manifesté lorsque quinze ou vingt jours après l'apparition du chancre, le malade a remarqué le développement d'une grosseur siégeant dans l'angle interne de l'œil droit, à la partie supérieure du sillon naso-facial.

Cette tumeur assez petite d'abord a augmenté progressivement, jusqu'à présenter le volume d'un haricot. La peau qui la recouvre est légèrement rouge; mais cette rougeur est très probablement due au contact irritatif des larmes ; elle est mobile et de faible consistance. Cette tumeur n'est pas ou peu douloureuse. Le malade ne s'en est préoccupé que lorsqu'il a vu qu'au fur et à mesure qu'elle grossissait son œil larmoyait. C'est à ce moment, 10 novembre 1880, qu'il s'est présenté à la consultation de M. Galezowski. Le diagnostic a été *tumeur gommeuse syphilitique développée dans la région du sac lacrymal.*

Il a de l'adénopathie cervicale très manifeste. — Quatre cuillerées de sirop de Gibert par jour, et faire sur la tumeur des frictions avec l'onguent mercuriel.

Le 20 novembre.—La tumeur a réellement diminué de volume, le larmoiement est moins intense, ce dont le malade se rend compte parce qu'il n'est pas obligé de s'essuyer aussi souvent, pour la même raison la rougeur a en partie disparu.

Le 30 novembre. — Même traitement, à la place où existait la tumeur il ne reste plus qu'un léger empâtement à peine perceptible à simple vue, le malade se considère comme guéri, il ne larmoie plus. Continuation du même traitement.

Réflexions. — Ce cas peut être rapproché du cas semblable rapporté par le professeur Panas relatif à un étudiant en droit chez lequel on vit le chancre coïncider avec un développement précoce de gomme syphilitique, le tout a disparu sous l'influence d'un traitement mixte.

CONCLUSIONS

I. — La syphilis semble apte à provoquer dans toutes ses périodes, des lésions du côté des voies lacrymales.

II. — Les lésions de la période primitive sont admissibles mais ne sont pas démontrées.

III. — Les lésions de la période secondaire sont peu communes ; mais leur existence, surtout en tant que lésions propagées, est incontestable.

IV. — Les accidents de la période tertiaire sont surtout constitués par deux variétés de lésions: 1° Les gommes syphilitiques ; 2° les inflammations des os ou du périoste.

V. — Que les lésions appartiennent à l'une ou à l'autre période, elles ont pour résultat, soit le rétrécissement, soit l'oblitération complète du conduit lacrymo-nasal : d'où épiphora, dacryocystite, tumeur et fistule lacrymales.

VI. — Il existe des symptômes non-seulement propres à faire reconnaître l'existence de la lésion, mais à en déterminer la nature.

VII. — Le diagnostic a pour base : 1° les commémoratifs ; 2° d'autres lésions locales coexistant avec celles des voies lacrymales.

VIII. — Les altérations syphilitiques des voies lacrymales abandonnées à elles-mêmes ont une marche chronique mais progressive.

IX. — Elles n'ont aucune tendance à disparaître spontanément.

X. — Le pronostic de ces affections est moins grave que celui des affections analogues, mais reconnaissant une autre cause.

XI. — Ces affections sont curables par un traitement approprié, qui ne diffère en rien de celui qu'on oppose aux ésions syphilitiques en général déterminées par la maladie à telle ou telle période.

INDEX BIBLIOGRAPHIQUE

Boerhawe. — Leçons sur les malad. des yeux (Trad. Durand) 1749.

St Yves. — Nouveau traité des maladies des yeux p. 63.

Gardane. — Recherches pratiq. sur les malad. vénér. p. 8, 1770.

J. Janin. — Mém. et obs. anat. phys. phys. sur l'œil p. 322. 1772.

Fabre. — Trait. des malad. vénérien. 3e éd. p. 184 Paris 1773.

Hunter. — Trait. des malad. vén. chap. IV p. 29, 1877.

Benjamin Bell. — Trait. de la gnorrhée virul. et de la maladie vén. (Traduct. Bosquillon) t. II p. 199. Paris 1802.

Swédiaur. — Trait. complet sur les malad. syphil. 1801.

Venzel. — Manuel de l'oculistique t. I p. 286, 1808.

Petit-Bodel. — Cours des maladies syphil. 1812.

Jourdan. — Diction. des sciences méd. art. Fist. t. XV page 607, Paris 1816.

Walter. — Trait. théoriq. et Prat. des maladies des yeux t. I p. 195.

Demours. — Précis hist. et prat. des mal. des yeux. 1821, page 212.

Boyer. — Traité des malad. chirurg. 3me éd. t. V. page 301 Paris 1822.

Chélius. — Trait. d'ophthalm. t. II, p. 53.

Vésigné. — Essai et recherch. sur les tum. et fist. lacrym. (thèse de Paris 1824).

Cloquet. — Diction. de méd. art. anchylops. t. II page 580, Paris 1833.

Velpeau. — Diction. de méd. 2e éd. Paris 1838. t. XVII page 364, art. voies Lacrym.

Ricord. — Traité des malad. vénériennes, 1838.

Martin. — Fist. lacrym. guéries sans opération (mém. de méd. chirurg. milit. 1842, t. LIII).

Lagneau Père. — Dictionn. de méd. art. syphilis page 109, 1844.

Roux. — Etiologie de l'anchylop. Annales de Thérapeut. méd. et chirurg. 1845. T. III p. 163.

Vidal (de Cassis). — Trait. de pathol. ext. 3ᵉ éd. T. III page 494. 1846.

Tavignot. — Sur les exostos. vénér. du sac lacrym. (Journal des connais. médico-chirurg. 1848).

Sichel. — D'une espèce non encore décrite de tum. lacrymal. Gaz. des hôpit. 1852.

Sichel. — De la tum. et de la fist. lacrym. (Gaz. des hôpitaux 1858).

Sichel. — Trait. de la tum. Lacrym. (France méd. 1861).

Sichel. — Tum. et fist. lacrym. (Gaz. méd. 1861).

Sichel. — Remarque sur les intumescences des os dans les voies lacrymales (France méd. 1868).

Jobert. — Tum. et fist. lacrym. (Annales d'ocul. 1852).

Yvaren. — Des métamorphoses de la syphil. 1854. p. 234.

Beraud. — (Archives de méd.) recherche sur les tum. et fist. lacrym. 1853, 54, 55.

Bourguignon. — Traité de l'impuissance et de la stérilité par Félix Roubaud. T. I. p. 208.

Vidal (de Cassis). — Trait. des malad. vénér. 2ᵉ éd. 1855. p. 442.

Makenzie. — Trait. des malad. des yeux 1856.

Lagneau. — Des tumeurs lacrym. syph. consécut. (Archiv. générales de méd. 1857. T. IX).

Fano. — Gazette des hôpitaux 1860.

Vetelay, Suber. — (thèse de Paris 1863).

Bourgeois. — Presse méd. Belge 1863.

Critchett. — Leçons sur les malad. de l'app. lacrym. Ann. d'ocul. 1864.

Follin. — Archives de méd. 1864.

Blot, Masson. — (thèses de Paris) 1865.

Beraud, Calmels, Hantraye, Lestelrpt. — (thèse Paris) 1869.

Champrignaud, Taillandier, Coqueret (thèses de Paris) 1869.

Galezowski. — Trait. des malad. des yeux, 1870.

Daymard, Debout, Guément, Naudier.— (thèses de Paris) 1872.

Richet. — Ann. lacry. syph. (Gaz. des hôpit. 1872).

Abadie. — Pathogénie du rétrécis. du canal nasal (journal d'ophthalmologie (1872).

Rava. — Essai sur les maladies des voies lacry. (Annales d'ocul. T. 64.

Terrier. — Sur les malad. de l'appareil lacry. (arch. de méd. 1874. Patholog. ext. 1881.

Follin et Duplay. — Path. ext. T. IV. 1875.

Lancereaux. — Trait. de la syphilis 1874.

Galezowski. — Recueil d'ophthalmologie 1876.

Panas. — Leçon. sur les aff. de l'app. lacry. 1877.

Richet. — Gaz. des hôpit. 1870 p. 963.

Badal. — Etud. sur l'étiol. des aff. des v. lacry. (Bulletin et mém. de la Soc. de biolog. T. XXIX. 1877).

Espinosa. — Thèse de Paris 1819.

Gosselin. — Clinique chirurgicale de l'hôpital de la Charité, 3me éd. 1879.

Desmarres. — Trait. des malad. des yeux, T. I, p. 328.

Ricord. — Lettres sur la syphilis, 3me éd. 1863.

Fournier. — Leçons sur la syphil. 1863. pag. 584.

Galezowski. — Plaques muqueuses des paupières (journal d'ophthalmologie Paris 1872. p. 233.

Imp. A. DERENNE, Mayenne. — Paris, boulevard Saint-Michel, 52.

Imprimerie A. DERENNE, Mayenne. — Paris, boulevard Saint-Michel, 52.

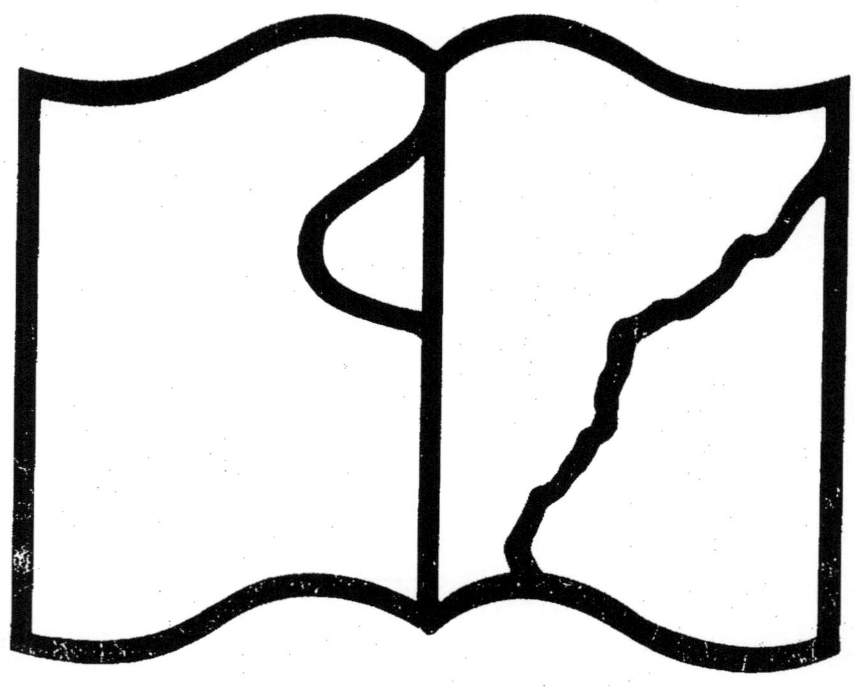

Texte détérioré — reliure défectueuse

NF Z 43-120-11

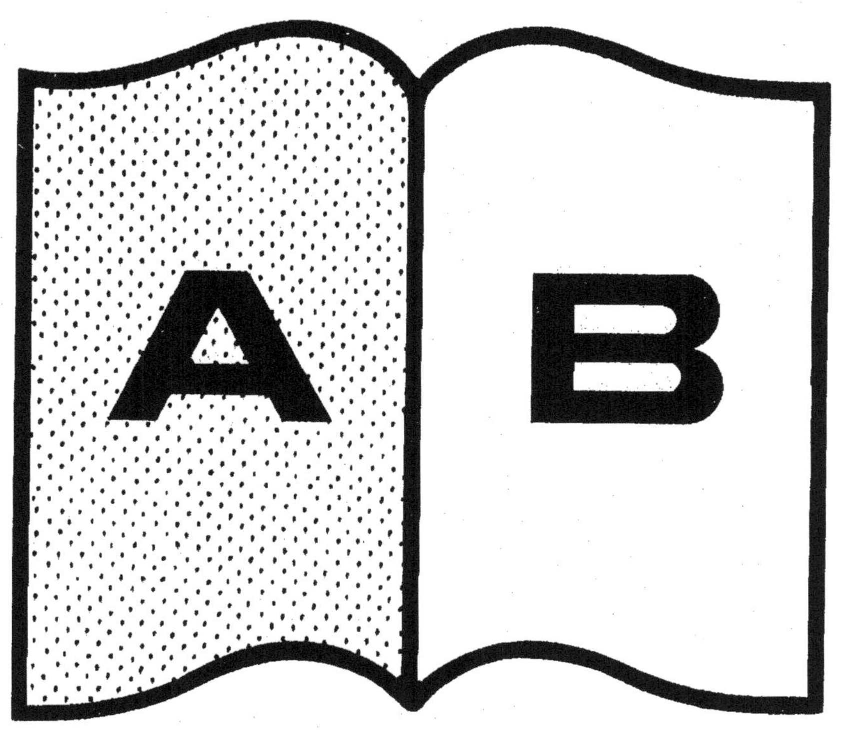

Contraste insuffisant

NF Z 43-120-14